CONSIDÉRATIONS SOMMAIRES

TENDANT A FACILITER LA RÉVISION

DU RÉGIME QUARANTENAIRE

Par le Dr SIRUS-PIRONDI

PROFESSEUR A L'ÉCOLE DE PLEIN EXERCICE DE MÉDECINE
ET DE PHARMACIE
CHIRURGIEN CONSULTANT DES HÔPITAUX
CORRESPONDANT NATIONAL DE L'ACADÉMIE DE MÉDECINE
ET DE LA SOCIÉTÉ DE CHIRURGIE
CHEVALIER DE LA LÉGION D'HONNEUR

L'hygiène qui prévient prime la médication qui guérit.

MARSEILLE

TYPOGRAPHIE ET LITHOGRAPHIE BARLATIER-FEISSAT
Rue Venture, 19.

1886

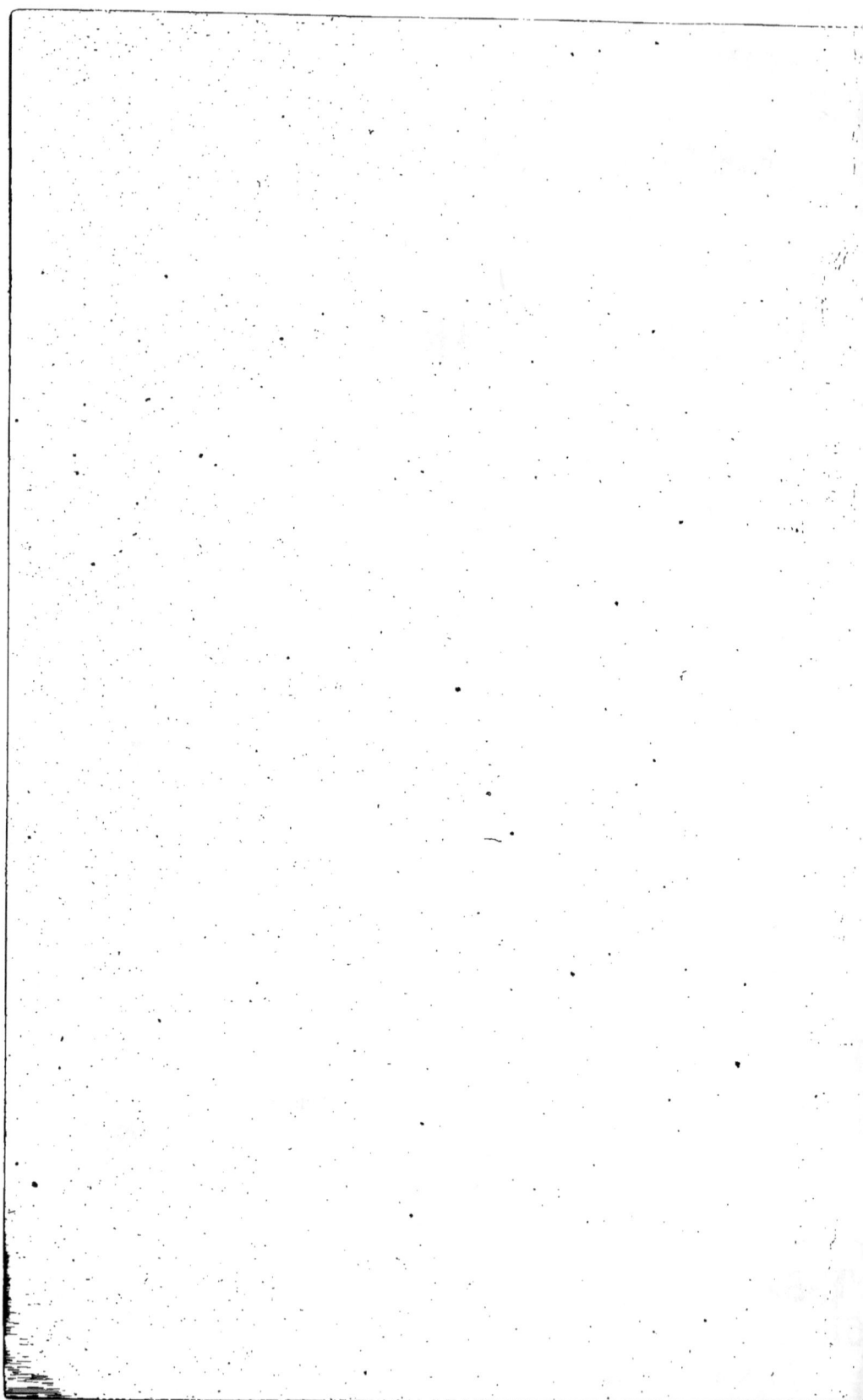

CONSIDÉRATIONS SOMMAIRES

TENDANT A FACILITER LA RÉVISION

DU RÉGIME QUARANTENAIRE

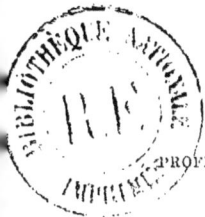

Par le Dr SIRUS-PIRONDI

PROFESSEUR A L'ÉCOLE DE PLEIN EXERCICE DE MÉDECINE
ET DE PHARMACIE
CHIRURGIEN CONSULTANT DES HÔPITAUX
CORRESPONDANT NATIONAL DE L'ACADÉMIE DE MÉDECINE
ET DE LA SOCIÉTÉ DE CHIRURGIE
CHEVALIER DE LA LÉGION D'HONNEUR

L'hygiène qui prévient prime la médication qui guérit.

MARSEILLE

TYPOGRAPHIE ET LITHOGRAPHIE BARLATIER-FEISSAT
Rue Venture, 19.

1886

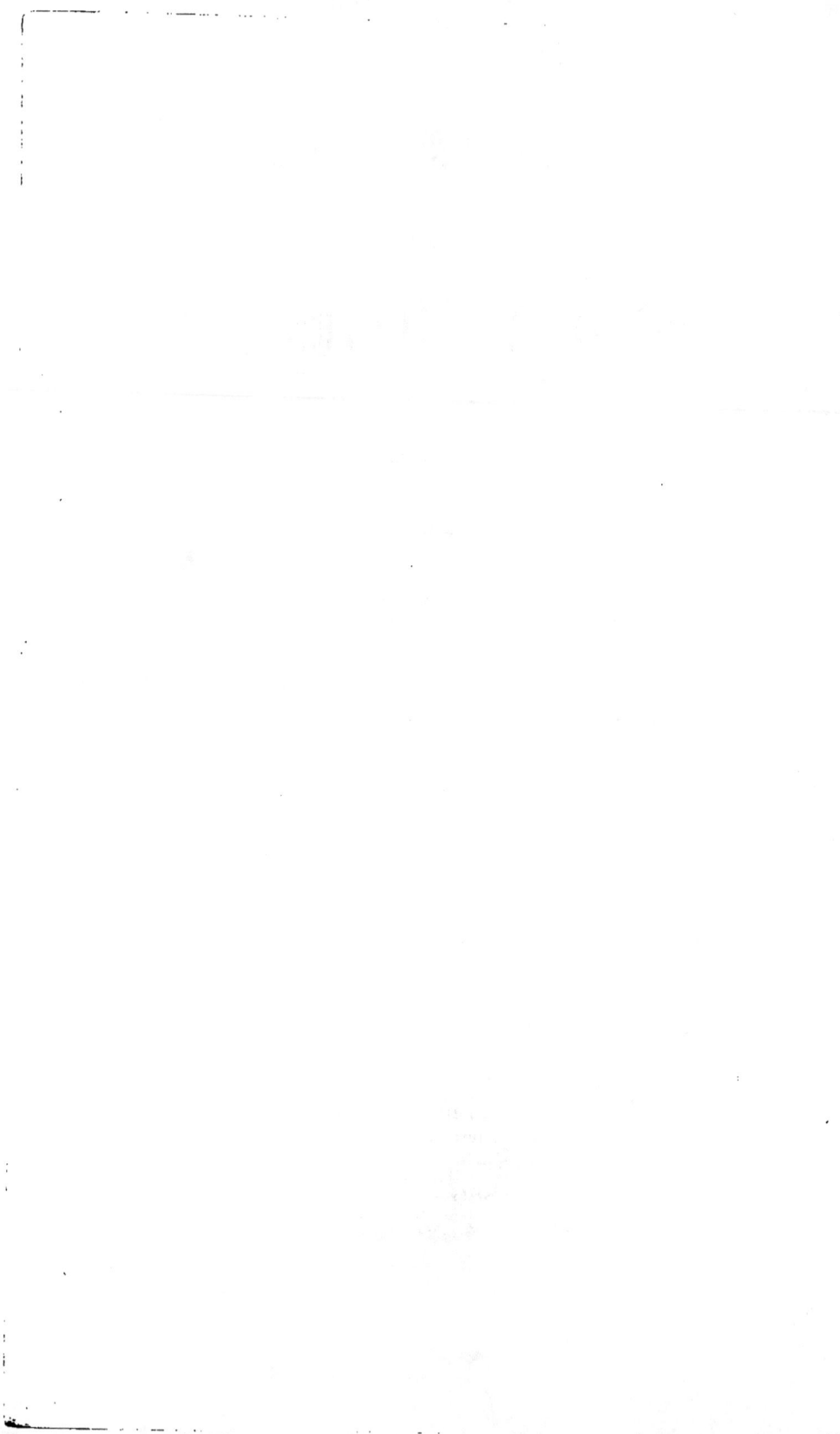

AVANT-PROPOS

Les deux rapports adressés à Monsieur le Ministre du Commerce par Monsieur l'Inspecteur général des services sanitaires, et les précautions officiellement prescrites sur les frontières d'Espagne d'abord, et tout dernièrement sur les routes nationales et sur les voies ferrées de la frontière des Alpes, dénotent de la part du Gouvernement l'intention de réviser le régime quarantenaire.

S'il en est ainsi, il me paraît utile d'apporter à l'appui de cette révision, qui s'impose chaque jour davantage, quelques arguments basés sur des faits qui méritent réflexion.

A Dieu ne plaise que je vise, pour ce qui me concerne, à un changement radical, autrement dit;

à la destruction de ce qui existe et fonctionne depuis longtemps. Réviser pour améliorer n'est pas synonyme de détruire.

Et comme l'a si bien dit un éminent professeur de la Faculté de droit d'Aix, M. Gautier, dont je copie la pensée en me permettant d'en modifier les termes pour l'approprier à la question qui m'occupe, il ne s'agit pas *de faire table rase* des institutions et règlements en vigueur, mais de *mieux les adapter* aux conditions sociales toujours changeantes et forcément soumises, en l'espèce, aux progrès de la science.

S. P.

Marseille, 14 octobre 1886.

CONSIDÉRATIONS SOMMAIRES

TENDANT A FACILITER LA RÉVISION

DU RÉGIME QUARANTENAIRE

I

Des maladies épidémiques ont ravagé l'Europe à diverses époques et depuis les temps les plus reculés.

Elles portent en elles-mêmes la *raison spécifique* de leur expansion par transmission, abstraction faite des conditions régionales, météorologiques, climatériques, etc. qui peuvent offrir un terrain favorable à leur développement ; et si l'existence de *germes* ou *ferments* — jadis soupçonnés — n'est pas encore suffisamment prouvée aujourd'hui pour tous, la doctrine qui les concerne n'en progresse pas moins et probablement deviendra bientôt indiscutable.

Parmi ces maladies, les trois plus redoutables, *peste, fièvre jaune* et *choléra*, ont suffisamment démontré par des faits irrécusables leur importation des pays où elles ont régné ou règnent encore endémiquement; cette importation a eu lieu le plus souvent par les ports de mer, toujours ouverts aux relations commerciales ; et les trois principaux ports de la Méditerranée : Marseille,

Venise et Gênes, ont dû établir, dès le xvᵉ siècle des
Lazarets, ou lieux d'isolement, pour y désinfecter les personnes et les marchandises arrivant d'un pays atteint ou
soupçonné atteint de maladie transmissible.

On sait que ces Lazarets furent, dès le début, soumis à
une administration spéciale, désignée d'abord sous le nom
d'*Intendance* et puis de Commission ou Conseil sanitaire,
et en maintes circonstances ces intendances ou ces commis-
sions, investies jadis d'un droit absolu, firent acte d'indépendance envers l'autorité dont elles tenaient leur mandat.
Sans doute on a eu parfois à se plaindre de la rigueur
excessive des intendances ; mais on serait par trop injuste
si l'on méconnaissait les services considérables qu'elles
ont rendus aux populations dans des circonstances bien
difficiles.

Depuis 1721 jusqu'en 1837 la peste a été importée *neuf
fois* dans le Lazaret de Marseille, et neuf fois elle s'y est
éteinte sans que la population se soit douté du danger
auquel on venait de la soustraire. Même heureuse chance
pour la fièvre jaune, dont la dernière importation a été faite
au Lazaret par un navire grec, qui a eu la moitié de son
équipage emporté par la maladie.

Les Lazarets ont donc été et peuvent être encore d'une
incontestable utilité.

II

La peste, la fièvre jaune et le choléra, ne parvenaient
jadis en Europe, des régions où elles étaient endémiques

toujours et épidémiques souvent, que par des navires à voile après des traversées d'une longueur considérable, ou par des caravanes ayant à parcourir des distances énormes par des voies impossibles et avec des moyens de transports à l'avenant.

Malgré toutes ces difficultés de déplacement et de progression, la marche du mal indien n'a pas arrêté son mouvement d'expansion vers l'Europe, surtout depuis que les Anglais se sont établis dans l'Inde. Les deux premières épidémies qu'ils y subirent datent de 1762 et 1767 ; elles furent assez meurtrières et restèrent localisées. Il n'en fut plus de même en 1817 et 1818. L'épidémie envahit bientôt la Perse et se montrait en même temps à Mascate, à Bender-Abassy et à Bassora, où le choléra fut importé par des navires venant de Bombay. De Bassora il suivit le cours des fleuves Euphrate et Tigre pour arriver à Bagdad, et atteindre Alep et Alexandrette, après avoir traversé le désert avec les caravanes.

De 1823 à 1829 le choléra fait toujours des victimes nombreuses dans l'Asie mineure, en Perse et en Chine, et le danger semblait conjuré pour l'Europe — mais il traverse bientôt la Tartarie, et *influencé*, comme dit Graves [1], *par le commerce* et les *relations des peuples*, il se répand bientôt comme une tache d'huile, et suivant de préférence les cours d'eau et les déplacements des armées, il envahit successivement la Russie, la Pologne et tout le reste de l'Europe, sans rien perdre de sa spécificité et de sa gravité originelle.

(1) *Clinique Médicale*, trad. Jaccoud, t. I, p. 508.

De même peut-on dire de la fièvre jaune, qui de la Havane arriva à Barcelone en 1821 par un navire à voile. Ce navire avait eu toutes sortes d'accidents pendant la traversée ; il avait mis de *deux à trois mois* pour l'accomplir, n'avait eu aucun malade à bord, et cependant les germes morbides qu'il emportait dans ses flancs n'avaient rien perdu de leur virulence.

Si je cite ces faits bien connus, c'est pour arriver à cette conclusion nullement ignorée et sur laquelle nous reviendrons plus longuement, à savoir : que la durée d'un voyage par terre ou par mer, ne saurait garantir complètement la disparition ou destruction du principe morbigène des maladies en question.

III

A l'époque actuelle il n'y a plus beaucoup à compter sur le laps de temps nécessaire pour franchir les distances. Les chemins de fer, les navires à vapeur, le Canal de Suez aujourd'hui, celui de Panama demain, rapetissent pour ainsi dire le globe terrestre ; on va de Marseille en Afrique en 26 heures, de Londres à St-Pétersbourg en moins de temps qu'on n'en mettait jadis pour traverser la France ; du Havre à New-York en huit jours ; et l'*aérostation* n'a pas dit son dernier mot !

Ce n'est pas tout. Jadis les meilleurs navires à voiles de commerce, les mieux installés pour le transport des passagers, ne pouvaient en embarquer qu'un nombre assez

limité. Il y a maintenant des paquebots où plus de 1500 personnes s'y trouvent encore à l'aise ; et, quant aux chemins
de fer, ce sont des milliers de voyageurs qui par des
trains se succèdant à court intervalle, se font prompte-
ment transporter *ad libitum* du Nord au Sud, de l'Est à
l'Ouest, et *vice versâ.* De sorte que, si l'on joint la facilité
des transports par mer à la facilité des transports par terre,
on arrive à constater qu'une agglomération considérable
d'individus, fussent-ils suspects de charrier avec eux tout
ce qui peut engendrer un foyer d'infection, peuvent arriver
à bref délai d'un pays *atteint* à un pays *indemne* sans
qu'on puisse, dans l'état actuel de nos mœurs, s'opposer
complètement à leur arrivée, ni disposer peut-être
d'établissements suffisant à un isolement temporaire
complet.

En présence de ce grand mouvement international qui
s'accentue de jour en jour avec une progression vertigi-
neuse, « car les peuples sont en proie aujourd'hui à une
véritable fièvre de locomotion » (1) est-il réellement possible de songer à retenir, à *quarantainer* et à *endiguer* en
quelque sorte et d'une manière utile, ce flot toujours crois-
sant d'hommes et choses, navires et marchandises enva-
hissant nos frontières de terre ou nos ports de mer ?

Assurément, l'étendue du Lazaret de Marseille (2) peut
faire face à beaucoup d'exigences, et éviter même la pro-

---

(1) V. *De l'Acclimatement dans les Colonies françaises*, par M. Jules
Rochard, de l'Académie de Médecine. — *Revue des Deux-Mondes*, 1886,
p. 651. — Etude de haute valeur et bien digne de fixer l'attention de
tous les Gouvernements trop enclins aux expéditions lointaines.

(2) *Renseignements sur le Lazaret de Marseille, adressés à l'Académie de Médecine par un de ses correspondants.* — Ś. P.

miscuité des provenances suspectes ; il ne faudrait pourtant pas y voir trop multiplier les arrivages et prolonger la durée de l'isolement. Et combien de ports dans la Méditerranée peuvent-ils se vanter d'avoir à leur disposition un vaste établissement comparable à celui du Frioul ; isolé par la mer, à quatre kilomètres de la Ville, et établi sur deux îles reliées entr'elles, et s'étendant sur une superficie qui dépasse 116 hectares ?

Quant aux Lazarets de terre, l'essai qui en a été fait par quelques gouvernements, et plus particulièrement par celui d'Italie à Vintimille, n'a pas fourni d'abord des résultats bien encourageants, et l'on ne pouvait véritablement espérer qu'il en fût autrement avec le système peu correct qu'on avait primitivement employé. Mais, heureusement, l'Administration sanitaire française a trouvé moyen de corriger les fautes commises par d'autres et a, aujourd'hui, fait adopter aux frontières de terre des mesures excellentes que nous exposerons plus loin et qui pourront servir de base aux modifications réclamées en faveur des provenances maritimes.

IV.

Pour les provenances maritimes, celles qui doivent plus particulièrement nous occuper ici, on n'admet aujourd'hui que deux *patentes* ou feuilles de route, parfaitement valables et d'une grande importance , si elles étaient toujours rédigées avec loyauté et parfaite connaissance des choses. Il y a une patente *nette* et une patente *brute*. On en admet-

tait jadis une troisième : la patente *suspecte,* par laquelle
on voulait tenir en éveil l'attention des intendances sanitaires
sans, toutefois, provoquer des mesures quarantenaires plus
ou moins sévères sur le navire porteur de cette déclaration
moyenne. On l'a supprimée, se basant sur ce fait qu'on
livrait patente suspecte dès que le pays sujet à maladies
transmissibles présentait quelques rares cas de ces maladies. Or, un seul cas pouvant suffire à la propagation du
germe si les circonstances en favorisent l'évolution, on a eu
raison d'imposer, en pareille circonstance et carrément,
une patente *brute.* Mais le difficile est d'obtenir *qu'aux Indes*
surtout on veuille se souvenir de l'ancien précepte : *Prin-*
cipiis obsta.

Lorsque la patente est nette, navire, passagers et cargai-
son *devraient* être admis sans retard en libre pratique.
Mais cette liberté de débarquement immédiat est quelque-
fois entravée, pour quelques navires, par la *visite médicale*
qui a sa raison d'être et nous reviendrons sur ce sujet.

Parfois aussi, quoique la patente soit *nette,* on retient en
quarantaine le navire et les passagers pendant 24 heures,
ce qui nous semble assez inutile si la visite médicale a complètement répondu au résultat qu'on attend d'elle. Et en fait,
ces 24 heures de *retenue en observation* d'un navire arrivant
au port d'attache avec patente nette et sans malades à bord,
sont insuffisantes si, malgré tout, le navire est contaminé ;
et elles sont insupportables pour les passagers qui, après
une traversée plus ou moins longue et trop souvent fatigante,
aspirent à bénéficier de ce qu'on nomme vulgairement le
plancher des vaches.

Lorsque la patente est *brute*, la quarantaine varie de *trois* à *sept* jours, selon la nature et la gravité de l'épidémie qu'il s'agit d'éviter, et cette durée d'isolement est augmentée et même *doublée* en cas de manifestations morbides parmi les quarantenaires, ce qui est parfaitement logique et nécessaire.

Tout le linge sale doit subir un lavage complet et être désinfecté.

Les marchandises sont débarquées, *rarement en totalité*, pour être soumises à l'aération et à la désinfection, s'il y a lieu.

En disant que le déchargement des navires est rarement complet, il est juste d'ajouter que la principale cause de cette mesure incomplète est, jusqu'à un certain point, indépendante de la volonté de l'Administration sanitaire, qui recule parfois devant la nécessité d'imposer au Commerce des frais énormes. Et, en effet, après l'aération et la désinfection, il s'agit de ramener ces marchandises à leur destination, d'où l'obligation d'un rechargement.

Comment toutefois désinfecter les cales, soutes et vaigrages d'un navire provenant de contrées contaminées, si on ne le débarrasse pas de son contenu ? On peut et on doit sans doute pratiquer l'assainissement *avant* le chargement, soit ; mais si parmi les marchandises il en est de contaminables, il est dangereux de ne pouvoir les soumettre à une complète désinfection, et le sérieux exemple fourni par l'épidémie de Saint-Nazaire ne doit pas être perdu de vue.

A la rigueur, il est des marchandises, telles que les chiffons, dont la valeur intrinsèque ne permet pas qu'on se

livre à une surcharge ou augmentation de frais, impropre-
ment appelés secondaires. Mais ici c'est l'interdiction complète de ce commerce qu'il faut imposer en temps d'épidémie. Cette interdiction diminuera temporairement, il est
vrai, la fabrication du papier ; mais quelques esprits inquiets
prétendent qu'il en restera toujours assez pour l'abus qu'on
en fait quotidiennement.

Il faut noter encore que certaines marchandises ne sup-
porteraient pas, sans les exposer à de coûteuses avaries, la
désinfection par les moyens dont on dispose généralement ;
mais c'est précisément pour obvier à ce sérieux inconvénient
que l'Administration sanitaire de Marseille a, depuis longtemps, sollicité l'application d'appareils spéciaux avec
lesquels, et à peu de frais, on peut obtenir la complète
destruction de tout germe morbigène à l'aide de la vapeur
sous pression.

V.

Revenons à l'isolement quarantenaire du personnel embarqué. En principe, il est impossible d'en contester
l'importance. Malheureusement, on ne connaît pas encore
au juste la durée d'incubation inhérente à chaque maladie
importable, et les écarts offerts par cette durée sont parfois
décourageants. J'en citerai quelques exemples :

1° Par rapport à la *peste*. Un navire ragusin, commandé
par le capitaine Millich, arrive d'Alexandrie, où la peste
sévissait ; il entre, le 24 juin 1784, dans le Lazaret de Marseille
et y séjourne 24 jours avec 150 pèlerins, tous paraissant

être en bonne santé. Au moment où le navire partait pour Tanger, le 19 juillet, quatre gardes de santé employés à la surveillance des pèlerins, et le chirurgien quarantenaire Germain sont atteints de la peste ! Et chez plusieurs pèlerins la peste ne se déclara qu'après leur départ du Lazaret, et trois d'entr'eux périrent en mer. Donc, 25 jours d'incubation !

2° Par rapport à la *fièvre jaune*. Le capitaine et deux hommes du trois-mâts *Afrique* arrivent du Gabon à Gorée avec patente *nette*, le 18 juin 1878, et succombent de la fièvre jaune le lendemain ou le surlendemain de leur arrivée. Jusqu'à ce moment Gorée avait été complètement indemne de la maladie qui s'était manifestée au Gabon ; mais à dater du 13 juillet, l'épidémie s'y déclare, et M. Battut, président du Tribunal civil, en est la première victime. Plus de vingt jours d'incubation !

3° Par rapport au *choléra*. Tout-à-fait au déclin de l'épidémie de 1849, le maître portefaix d'une de nos principales maisons de commerce est atteint et succombe en quelques heures. Son fils s'alite dix jours après et guérit, après avoir lutté pendant une semaine contre le mal qui avait emporté le père. Vingt-six jours après ces deux cas, et alors que le choléra avait complètement disparu de la ville et des hôpitaux, le fils du chef de la maison en question, homme jeune et vigoureux qui n'avait absolument visité d'autres malades que ses deux portefaix et *se tenait le plus possible à l'écart de tout danger*, a été foudroyé par le choléra.

Un autre jeune homme, très-connu dans la société marseillaise, voit périr du choléra deux personnes dans la maison qu'il habitait. Pris de frayeur, il part pour se réfugier dans une campagne très-éloignée de tout foyer d'infection, et il est emporté par la maladie *dix-neuf jours* après avoir quitté la ville.

Ce sont là, je le veux bien, de rares exceptions ; il faut cependant en tenir compte et convenir après tout que la durée de l'incubation ne pouvant être fixée avec certitude, la longueur de la quarantaine ou de l'isolement ne peut fournir une sécurité suffisante.

Quant aux communications par terre, il n'y a plus ici de patentes à délivrer, et l'on s'était trouvé jusqu'à ces derniers temps en présence d'un dilemme peu commode : ou interdire le passage de la frontière à tout venant, et l'on conviendra que l'application de cette mesure est matériellement impossible ; ou établir des Lazarets sur les points les plus fréquentés, en s'exposant à faciliter la formation de plusieurs centres d'infection susceptibles d'irradier et répandre ensuite, un peu partout, le mal qu'on visait précisément à circonscrire. Mais, nous l'avons déjà dit, on est parvenu dans ces derniers temps à faire prévaloir un moyen terme dont l'application aux frontières d'Espagne je crois, mais assurément à celles d'Italie, a fourni un résultat des plus encourageants.

La difficulté qu'il y a eu jusqu'à présent pour se garer de la propagation du fléau par voie de terre, alors que l'on exagérait en quelque sorte les moyens de prévenir l'invasion de l'ennemi par les ports de mer, a porté certains esprits à nier l'utilité des Lazarets et des quarantaines maritimes, et à demander aussi simplement que radicalement leur suppression. Et entr'autres arguments ils ont fait valoir celui par lequel on constate facilement que l'on ne peut plus comparer à notre époque les nombreux échanges internationaux d'hommes et de choses qui ont incessamment lieu par toutes les frontières, avec ce qui se passait jadis où tout le commerce était maritime ; et qu'il est, par conséquent, inutile de fermer une porte alors qu'il en reste mille autres ouvertes à deux battants. Mais cet argument n'a pas la valeur qu'on a voulu lui donner, par la raison fort simple que le choléra, dont il est ici plus particulièrement question, est *presque toujours* importé en France par la voie de Suez, et trouve ses points de débarquements naturels sur les côtes de la Méditerranée, entre Menton et Port-Vendres, et plus particulièrement à Marseille, à Toulon et à Cette, en communication pour ainsi dire incessante avec l'Inde et l'Egypte.

A notre avis, il faut tenir les *deux portes* entrebaillées sans les *verouiller* par des exagérations inutiles qui portent un trouble profond et par cela même préjudiciable au bien-être de tous, et plus particulièrement de ceux qui ont besoin d'un travail quotidien pour eux et leurs familles. La suppression du travail engendre la misère, et tout organisme appauvri, ce que l'on appelle *la misère physiologique*, offre un aliment trop propice aux épidémies. D'où, encore une fois, la nécessité toujours croissante de concillier, autant que possible, la continuation du travail avec les mesures de précaution que la prudence commande dans l'intérêt de tous.

Il ne saurait donc être sérieusement question de supprimer Lazarets et quarantaines, pas plus que de renoncer à des précautions possibles sur les frontières de terre ; et puisqu'on ne peut empêcher l'ennemi de *frapper à nos portes* de mer et de terre, et même de les *franchir*, il faut tâcher de l'anéantir sur place par tous les moyens que l'hygiène et la prophylaxie des maladies infectieuses et transmissibles, mettent aujourd'hui à notre disposition. Et nous examinerons plus loin quels sont ces moyens et quels résultats ils ont fournis.

Mais rappelons d'abord à ceux qui trouveraient dans l'emploi de ces moyens préventifs, *trop d'entraves encore à la liberté individuelle et aux transactions commerciales*, rappelons-leur que pendant l'année 1883 le choléra a fait 70,000 victimes en Egypte ; en 1884 on a compté 14,200 décès cholériques en Italie et 8,719 en France ou en Algérie. En 1885 la France, l'Italie et l'Espagne ont été de nouveau atteintes par le fléau ; et tandis que l'Italie et la France ont eu 3,400 ou 3,500 décès cholériques pour chaque nation des deux côtés des Alpes, le nombre des victimes en Espagne a atteint le chiffre effroyable de 119,820 (¹).

Et, comme le fait observer avec raison l'auteur de l'article que nous venons de citer : « L'Italie et le sud de l'Autriche « sont de nouveaux envahies par le fléau, comme si les « 220,000 victimes que le mal indien a fait en Egypte et en « Europe, pendant ces trois dernières années, n'avaient « pas encore épuisé sa force d'expansion hors des terri- « toires où il reste d'ordinaire *cantonné !*

Et puisque nous rappelons ce *triste* et *dangereux can- tonnement*, véritable entrepôt de malheurs pour toute l'Europe, qu'on nous permette une digression qui, selon

---

(1) Voyez *Gazette Hebdomadaire*, 1886, page 582. Article remarqua- ble sous le titre modeste de *Lettre Médicale*.

toute probalité répètera inutilement ce qui a été souvent
dit avant nous.

Au dire d'un savant praticien, qui a longtemps occupé de
hautes fonctions dans le Levant et dont la compétence en
pareille matière est incontestable (¹), si pendant vingt ans
— de 1864 à 1884 — la France n'a pas été envahie par le
choléra, c'est grâce à la surveillance aussi active qu'intel-
ligente exercée par le Conseil sanitaire international
d'Alexandrie, institution des plus utiles aux intérêts européens, due à l'influence aussi puissante que parfaitement
légitime de l'ancien inspecteur général des Services sanitaires, M. Fauvel (²). Conseil qui siégeait alors et *comman-
dait* en Egypte dans toute question intéressant la santé
publique.

Depuis que le gouvernement anglais a la haute main
en Egypte, je ne sais si ledit Conseil *siége* encore, mais
sûrement il ne commande plus, et parmi les nombreuses *infractions sanitaires* qu'on laisse commettre
maintenant, j'en citerai deux seulement d'une authenticité
parfaite : Un bâtiment anglais part de Bombay et arrive à
Aden, ayant eu cinq décès cholériques à bord pendant la
traversée. Le gouverneur d'Aden ne prescrivit aucune
mesure quarantenaire et permit que le dit navire quitta
Aden avec patente nette. Sous le bénéfice de cette patente
on embarqua bon nombre de pèlerins qui ont été décimés
par la maladie et l'ont transmise ailleurs.

(1) M. le docteur Marroin, ancien médecin en chef de la Marine, actuellement directeur du Service sanitaire à Marseille.

(2) Voyez son important mémoire sur *Les Quarantaines à Suez*, lu à
l'Académie des sciences dans la séance du 17 août 1882.

Un autre navire, également anglais, arrive des Indes à Suez, ayant eu quelques décès à bord pendant la traversée, et *pas de choléra*, dit-on. Un nouveau décès a lieu dans le port de Suez ; le navire prend immédiatement le large, jette le cadavre à la mer et rentre au port comme si de rien était, et sans la moindre opposition (¹).

On ne commente pas des faits de ce genre, attendu que cela ne servirait à rien, en présence de l'autorité anglaise qui gouverne en Egypte, qui veut ce qu'elle veut et fait ce qui lui convient. Mais puisqu'il en est ainsi et qu'il faut se résigner à ce que l'on ne peut empêcher, il nous semble permis de demander, — après tant d'autres — au gouvernement anglais s'il ne pourrait pas mettre la même volonté et persistance autoritaire à *supprimer* les causes si connues aujourd'hui qui entretiennent aux bords du Gange une *officine perpétuelle* de choléra, véritable épée de Damoclès perpétuellement suspendue sur toute l'Europe ?

Le gouvernement anglais a-t-il pu reformer l'hygiène générale du peuple indien, depuis qu'il s'est chargé d'en faire le bonheur ? On aime à le croire ; mais hélas ! il reste encore beaucoup trop à faire et je relève dans un livre récent sur l'Inde (²), plus sérieux qu'il n'en a l'air et où l'auteur trahit, sous une forme spirituelle, un réel talent d'observation, je relève des faits qui jurent par trop contre ce qui est nécessaire à la protection de la santé publique. C'est ainsi qu'à part la crémation *incomplète* des

---

(1) Et je ne m'arrête pas à des faits bien plus sérieux encore, cités dans un mémoire fort intéressant du docteur Rossi-Bey.

(2) *L'Inde à fond de train*, par Jean de Pontevès-Sabran, capitaine commandant au 1ᵉʳ hussards. *Paris* 1886.

morts, dont les restes sont jetés d'abord dans le Gange et rejetés ensuite par le courant sur les bords du fleuve où s'achève leur décomposition, il y a encore à prendre note de la singulière coutumes des *Parsis* (¹) qui font *dévorer leurs morts par des vautours*; déchiquetage funéraire qui en temps d'épidémie surtout, doit entraîner après lui des conséquences d'une gravité incontestable ; enfin on tolère, au centre même de la ville indigène de Bombay, un hôpital destiné aux animaux malades ou malheureux qui y reçoivent les *soins gratuits les plus empressés*, car personne n'ignore que dans l'Inde les bêtes, même celles qui ne sont pas divinisées ou *fétichisées*, y jouissent d'une grande considération! On ne peut, dit M. de Sabran, rien voir de plus dégoûtant, et rien trouver de *plus puant* que cet hôpital ; et non-seulement on y reçoit les animaux malades, mais tous ceux, de toutes catégories, que le fanatisme arrache des mains..... mal intentionnées !

Tolérer un semblable foyer d'infection au centre d'une ville déjà malsaine par elle-même, paraît absurde, mais comme circonstance atténuante, notre auteur fait observer que la révolte de 1857 a rendu le gouvernement anglais *très circonspect* en matière de traditions *indigènes*.

On est certes tout disposé à admettre et approuver cette circonspection lorsqu'on se souvient des nombreuses victimes de l'épouvantable révolte de 1857. Mais puisque

---

(1) Les *Parsis*, originaires de la Perse et de race purement Aryenne, quittèrent leur pays au XIIᵉ siècle et débarquèrent sur la côte du Goud-jevort (nord de Bombay). Ils adorent le soleil et le feu ; ils ont donné naissance à une communauté des plus florissantes et tiennent dans leurs mains tout le commerce de l'Inde occidentale. (Vivier Saint-Martin page 194).

par la force des choses, l'Angleterre n'est pas libre d'exiger
dans ses possessions de l'Inde, qu'on renonce à des usages
si dangereux pour la santé publique, elle devrait ce nous
semble, favoriser au lieu d'entraver, toutes les mesures
visant à reléguer le mal au-delà de la Mer Rouge. Ce n'est
pas trop lui demander, assurément, dût son immense
commerce en être momentanément ralenti. Ce serait, en
effet, faire injure à un grand peuple, si l'on devait accepter
le second dicton, d'un vieux grognard, disant qu'il faut
compléter *times is money*, par celui de *money is life*, et
que peu importe en définitive au gouvernement anglais
qu'une épidémie emporte quelques milliers d'individus si
ceux qui restent augmentent leur fortune, et par cela
même l'influence de leur pays dans toutes les affaires
internationales. C'est là un genre de patriotisme qu'on ne
saurait gratuitement prêter à une nation qui a fait ses
preuves dans des moments bien critiques.

Après tout, on peut répéter avec Wirchow « que les pays
« européens ont le droit d'exiger que le contrôle sanitaire
« des navires revenant d'Asie, se fasse avec sévérité » et
j'avoue que l'idée émise à ce sujet par le docteur Rossi-
Bey (¹), qui compte près de quarante années d'exercice de
la médecine en Egypte, en Syrie, en Arabie et au Soudan,
me paraît nécessiter un sérieux examen par qui de droit.

Cet honorable praticien, d'un savoir remarquable, particulièrement pour tout ce qui a rapport aux maladies exotiques, soutient qu'un grand lazaret fondé *aux frais de
toutes les nations européennes, et dirigé par un conseil*

---

(1) *Note* communiquée à la Société d'hygiène de Milan, 1885.

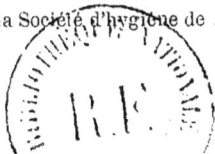

médical international, serait d'une grande utilité générale
sous tous les rapports, si on l'établissait au détroit de Bab-
el-Mandeb plutôt qu'à Tor où à El-Ouedj. Et il affirme que
le gouvernement Ottoman consentirait même à laisser établir ce lazaret à Moka, qui offre un port de facile abordage
et des grandes ressources au nombreux personnel qui s'y
trouveraient temporairement retenu par mesure sanitaire,
*à la condition toutefois que les nations européennes sauve-
garderaient les droits de la Turquie contre* UN PROTECTORAT
QUELCONQUE.

VI

Etant ainsi prouvé, croyons-nous, que la durée de l'incubation des maladies pestilentielles exotiques est d'une
détermination encore difficile, si ce n'est impossible, il est
également impossible d'admettre que la longueur ou durée
de l'isolement puisse garantir de l'importation, et il faut conclure, avec M. l'Inspecteur général des services sanitaires,
que la meilleure garantie (1) n'est plus dans le laps de
temps qui s'est écoulé entre le jour du départ d'un navire
qui quitte un port contaminé et le jour de son arrivée et de
son admission en libre pratique. La seule garantie vraiment
irrécusable est dans la destruction des germes morbigènes
pratiquée au départ, continuée pendant la traversée et
complétée au port d'arrivée.

(1) Voyez : Rapport à M. le Ministre du Commerce, 14 janvier 1885, par
M. le docteur A. Proust, insp. général des Services Sanitaires, etc.

Notre très distingué collègue, M. le professeur Proust a donc eu parfaitement raison lorsqu'il a dit, dans l'excellent rapport que nous venons de citer, que la « plupart des « entraves imposées au commerce et à la navigation par « les quarantaines ne sont que les conséquences de l'inob- « servance à bord des règles hygiéniques les plus élémen- « taires, et que ces entraves disparaîtront *à peu près com- « plètement* le jour où l'on voudra faire exécuter sur les « bâtiments des prescriptions sanitaires rationnelles.

L'administration sanitaire « pourra, dit-il, diminuer « sans inconvénients, la durée des quarantaines en raison « des garanties données par la rigueur de la désinfection » et le rapport termine par l'exposé des mesures d'assainissement et de désinfection générale que M. Proust propose, et qui, hâtons-nous de le dire, donneraient un résultat général des plus heureux, si, PAR UNE CONVENTION INTERNATIONALE, ELLES DEVENAIENT OBLIGATOIRES POUR TOUS LES NAVIRES PARCOURANT LES MERS SOUS N'IMPORTE QUEL PAVILLON.

VII.

Il ne faut pas trop espérer que ces belles et saines idées sur les réformes quarantenaires exposées par M. l'Inspecteur général, soient de sitôt adoptées et appliquées, car les mesures les plus utiles, voire même les plus nécessaires, se heurtent souvent contre la routine, véritable *borne* d'une étendue considérable et trop souvent infranchissable. Toutefois, et dans le but de diminuer l'opposition que ces

mesures peuvent rencontrer, qu'il nous soit permis d'affirmer, preuves en main, que l'expérience s'est déjà pro-
noncée en leur faveur et sur une assez grande échelle. Et
voici les faits qui viennent à l'appui du rapport de
M. Proust et d'une façon d'autant plus probante qu'ils ont
devancé le rapport lui-même.

Depuis le début de l'épidémie cholérique de 1884 et jusqu'à aujourd'hui *sans discontinuité* et alors même que
l'état sanitaire général n'offrait aucune inquiétude, toute la
flotte de la Cie G^{le} Transatlantique naviguant dans la Méditerranée, et dont le nombre des navires varie de 28 à 30,
a été journellement soumise à une désinfection complète,
depuis le pont jusqu'aux soutes et vaigrages, dans les
limites permises par le chargement.

Les prescriptions appliquées peuvent se résumer ainsi :

1° Aération *complète* matin et soir de tout le navire et
surtout des postes occupés par un personnel nombreux ;

2° Une fois par jour au moins, et deux le plus souvent,
lavage des planchers avec une solution de chlorure de
zinc, dans les proportions de 40 gr. de sel par litre d'eau ;

3° Lavages fréquents des latrines ou vases avec une
solution de sulfate de cuivre (50 gr. par litre d'eau);

4° Pulvérisation un peu partout d'acide borique dans les
proportion de dix gr. par litre d'eau (après solution *in*
q. s. d'alcool) ;

5° Usage *modéré* des vapeurs de soufre dans les soutes
et les vraigrages, évitant autant que possible leur pénétra-
tion dans les machines, où leur action est encore plus nui-
sible que sur les peintures et les dorures des cabines.

Ces mesures, ai-je dit, sont depuis plus de deux ans

appliqués quotidiennement, sous la surveillance des médecins embarqués, et sans interruption, c'est-à-dire, en cours de voyage comme dans les ports d'attache ou d'escale.

Dans mon rapport ([1]) du 15 décembre 1884, j'ai signalé le bon résultat obtenu sur notre flotte par cette prophylaxie préventive : pas un seul de nos navires n'a offert la moindre trace d'un foyer épidémique quelque restreint qu'on le suppose, et l'on n'a pas oublié sans doute que lorsque, parmi les 340 passagers débarqués au *Fort Génois* par l'*Abd-el-Kader*, plusieurs furent atteint de choléra *peu après leur débarquement*, on a pu affirmer que le germe de la maladie n'avait pas été contracté à bord, puisque pas un seul cas suspect ne s'est manifesté, ni avant ni après, sur le nombreux personnel du navire ; et, ce qui est plus probant encore, des quinze ouvriers de terre envoyés à bord pour décharger les marchandises durant la station du navire devant le *Fort Génois*, aucun d'eux n'a été malade durant leur séjour à bord, qui s'est prolongé pendant plus de huit jours !

Même résultat a été obtenu pendant l'épidémie cholérique de 1885, grâce à l'emploi incessant de la désinfection complète, permanente. On ne peut pas accuser un seul de nos Paquebots d'avoir importé le germe cholérique dans aucun des nombreux ports où ils ont abordé, en 1884 comme en 1885, pendant les deux épidémies qui ont sévi sur Marseille.

Mais il y a quelque chose de plus à noter pour ce qui concerne l'année actuelle (1886).

(1) *Rapport sur le Service Médical de la C*ⁱᵉ *G*ˡᵉ *Transatlantique, pendant le choléra de 1884.* — Marseille, 1885.

Depuis huit mois au moins une épidémie de variole, aussi meurtrière que le choléra, s'est abattue sur notre ville.

S'il est une maladie trop facilement transmissible et dont les germes soient aisément transportables, c'est assurément la variole ; et l'on conviendra que malgré tous les soins minutieux qu'un service médical peut apporter à l'examen du nombreux personnel qu'il s'agit journellement d'embarquer, il est impossible de savoir (car ils ont intérêt à le cacher) si matelots, chauffeurs et garçons de service, sans compter les passagers, ne viennent pas de quitter une famille ou une habitation où la variole aurait fait des victimes. Ils s'embarquent donc avec le germe acquis, et peuvent s'aliter quelques jours après avec les symptômes éruptifs caractéristiques. Et c'est, en effet, ce qui est arrivé. Toutefois, si à bord de cinq de nos paquebots pareil accident s'est présenté, pas un seul n'est devenu centre ou foyer d'expansion ; le germe a pu être détruit sur place sans proliférer. Et voici quelles sont les instructions que chaque médecin embarqué doit suivre et a suivi, en effet, avec zèle et exactitude chaque fois qu'il s'est trouvé en présence d'un cas suspect, et à fortiori s'il ne pouvait y avoir doute sur la nature de la maladie en face de laquelle on se trouvait.

1° Si les circonstances ne permettent pas de débarquer immédiatement le malade, on l'isole dans une cabine éloignée autant que possible des parties du navire les plus fréquentées, et on confie les soins d'infirmier à une seule personne, toujours la même, qui ne doit plus communiquer qu'avec le médecin, qui doit prendre ses repas seul, hors de la cabine du malade, et se livrer à de fréquents lavages avec une solution boriquée ou phéniquée.

2° Pulvérisations boriquées dans la cabine du malade, renouvelées plusieurs fois par jour, et mêmes précautions déjà indiquées pour le plancher, les vases, etc.; fréquent renouvellement de l'air ambiant.

3° Lavage pour ainsi dire incessant du linge à l'eau bouillante, avec addition d'acide borique, et de préférence se livrer à cette opération pendant la nuit, alors qu'on est le moins exposé à trouver nombre de personnes en circulation sur le navire.

4° Quelle que soit l'issue de la maladie, les hardes et objets de literie, dont on ne croit pas la désinfection suffisante, sont brûlées ; et s'il n'y a pas motif suffisant pour les détruire on les soumet, au retour, à l'action des vapeurs de soufre dans un petit *sanitarium* que la Cie G^{le} Transatlantique a fait construire sur notre demande, dans un terrain isolé et bien aéré.

Moyennant ces précautions aucun des cinq cas de variole susmentionnés et qui se sont déclarés après sortie des navires, n'a été suivi de transmission !

C'est donc pour la 3° année (1884, 1885 et 1886) et pendant trois épidémies successives, dont deux de choléra et une de variole, qu'il nous a été permis de vérifier les heureux résultats, à tous égards, fournis par une désinfection journalières lorsqu'elle est très-sérieusement surveillée par des médecins intelligents et complètement dévoués à la mission qui leur est confiée.

VIII

Je saisis avec empressement cette nouvelle occasion de rendre justice à nos collaborateurs, dont l'activité et la vigilance n'ont pas plus fait défaut en 1885 et 1886 qu'elles n'avaient faibli en 1884 ([1]) et force m'est d'ajouter que j'ai le regret de ne pouvoir partager, sans grandes réserves, les idées de M. l'Inspecteur général des services sanitaires sur le mode de nomination des médecins embarqués.

S'il fallait, en effet, que chaque nomination fût l'œuvre « de l'Administration sanitaire, après un examen subi « devant une commission prise dans le Comité consultatif « d'hygiène publique de France ou présidée par un de ses « membres ([2]), je ne crains pas d'avancer que là où il faut disposer d'un grand nombre de médecins naviguants et où des circonstances majeures, trop souvent imprévues et urgentes imposent aux Compagnies de navigation un changement ou un remplacement immédiat du personnel, le service médical deviendrait impossible, car on ne peut se flatter d'avoir en disponibilité un *stock* de médecins qui patiemment attendraient une occasion favorable d'embarquement.

Tous ceux, parmi mes honorables confrères, qui ont ou ont eu à diriger le service médical d'une Compagnie disposant d'une flotte nombreuse, connaissent les difficultés

(1) Rapport cité.
(2) Rapport et projet cités.

qu'on éprouve lorsqu'il s'agit de trouver à point nommé
des médecins disposés à naviguer, offrant toutes les
garanties de savoir, et autres conditions exigées.

Et j'ajouterai que tout docteur pourvu d'un diplôme,
délivré par une de nos Facultés françaises, trouverait
probablement étrange qu'on voulut le soumettre à un
nouvel examen de capacité, alors qu'en définitive la place
qu'on lui offre n'est pas de nature à lui assurer de
grands avantages et encore moins une *position stable*, car
on ne pourra jamais forcer une Compagnie à garder à bord
d'un de ses navires un médecin, dont à tort ou à raison,
elle ne voudrait plus.

On ajoute que les médecins désignés par l'autorité sanitaire recevraient des émoluments plus en rapport avec
l'importance *officielle* de leurs fonctions; toutefois ces émoluments seraient toujours à la charge directe ou indirecte
des Compagnies, voulant éviter une aggravation budgétaire
pour le département du Commerce; et on donne comme
motif principal de cette nomination des médecins embarqués par l'autorité centrale, la *parfaite indépendance* qui
présiderait à la rédaction des rapports médicaux sur
les incidents de la traversée, et le véritable état sanitaire
des pays d'où l'on arrive.

Le soupçon qu'il puisse en être autrement n'est pas précisément à l'avantage de la loyauté et de l'honorabilité de
nos confrères embarqués. Et pendant les 29 ou 30 années
que j'ai eu l'honneur de prendre part aux décisions du
Conseil sanitaire de Marseille, je fais appel au souvenir de
tous mes anciens collègues et je les prie de constater avec
moi si les renseignements *erronés* que nous avons reçus

parfois étaient du fait du corps médical ou d'un autre ordre
de fonctionnaires ?

Mais en supposant, ce que je n'admets pas, que parmi
eux, il puisse y avoir des caractères faibles, facile à
influencer, est-ce qu'on peut croire sérieusement que ceux
imposés à la navigation commerciale par l'autorité sanitaire, montreraient en toutes circonstances plus d'énergie ou
de force de caractère ?

A-t-on bien réfléchi d'ailleurs à ce que peut perdre
la discipline, si nécessaire à bord, lorsque deux officiers,
capitaine et médecins tenant leur autorité de deux sour-
ces différentes, se trouveraient en présence, l'un *contre*
l'autre, avec des tempéraments peu faciles, ce qui se voit
parfois ?

Il me semble que, à cet égard, la solution la plus pratique
serait de laisser, comme par le passé, aux Compagnies de
navigation la liberté de choisir leur médecin et de les changer quand les circonstances l'exigent ; de même que les
médecins ne peuvent être tenus de continuer un service
maritime qui serait contraire à leur santé ou à leurs intérêts. Mais on pourrait les faire tous commissionner par le
Ministre du commerce et les obliger *à prêter serment
devant l'Autorité sanitaire,* s'engageant ainsi à la rensei-
gner avec la plus scrupuleuse et loyale exactitude.

S'il est des esprits forts pour lesquels le serment est
considéré comme une formalité banale, la grande majorité
fort heureusement est pénétrée d'autres sentiments.

IX

Sans remonter plus loin qu'à la loi du 3 mars 1822, on
sait que le régime sanitaire a été soumis à de nombreuses
modifications, avant d'arriver au règlement aujourd'hui en
vigueur, qui date de 1876 (¹).

Chaque changement a été motivé par quelques progrès
acquis sur la marche et la nature spéciale des maladies
exotiques, dont il s'est toujours agi d'éviter l'importation.
Et si l'on veut maintenant tenir compte des résultats vrai-
ments remarquables auxquels on est arrivé par l'application des plus récents enseignements de l'hygiène, on
doit reconnaître que le régime sanitaire peut subir des
réformes sans danger aucun et avec utilité pour tous.

Nous ne pouvons fixer d'une manière absolue et pas
même bien approximative, la durée d'incubation des maladies pestilentielles, ainsi que nous l'avons dit itérativement ;
il est donc logique d'en conclure, encore une fois, que la
longueur de la quarantaine ou de l'isolement ne peut offrir
toute la garantie voulue contre l'mportation et la transmission d'un germe dangereux ; et, répétons-le encore, la garantie sérieuse, la seule sur laquelle on puisse faire fond
c'est l'assainissement, la purification, en un mot la désinfection de tout ce qui pourrait avoir été contaminé dans un
pays atteint d'épidémie.

(1) Voyez : *La législation sur la police sanitaire et les réformes
urgentes à y introduire*, etc, par M. Henri Meyer, vice-président du
Tribunal civil au Havre, etc.

J'ai cité à l'appui de cette opinion d'assez nombreux faits recueillis sous ma direction. Mais dans le cas où ils ne paraîtraient pas assez probants j'en rappellerai ici deux très-connus, mais oubliés peut-être et dont le contraste offre un des meilleurs arguments qu'on puisse invoquer en faveur de la thèse que nous soutenons.

Qu'on veuille bien se rappeler que le 25 juillet 1861 le navire *Anne-Marie*, ayant séjourné un mois à la Havane, arrivait à Saint-Nazaire après 42 jours de traversée. A moitié route deux hommes étaient morts d'une maladie presque foudroyante, et naturellement inconnue au capitaine. Plusieurs autres hommes de l'équipage tombèrent successivement malades, présentant des symptômes analogues à ceux qui avaient fait deux victimes, mais tous guérirent assez rapidement.

Vingt jours s'étant écoulés depuis le second décès, et treize depuis la guérison du dernier malade, le navire fut admis en libre pratique et *on s'abstint de le soumettre à des mesures d'assainissement.*

On ouvre les panneaux de la cale quelques jours après, on commence le déchargement et aussitôt le second de l'*Anne-Marie* est atteint de *fièvre jaune ;* la maladie gagne la ville par les hommes employés au déchargement, et les équipages de plusieurs bateaux placés sous le vent du navire contaminé. — Total : 44 cas de fièvre jaune et 20 décès.

En même temps que l'*Anne-Marie* quittait la Havane, un autre navire, l'*Harriett*, sortait aussi du même port pour se rendre au Havre. Au début de la traversée, le capitaine et le mousse succombent rapidement à une maladie qui avait terrifié l'équipage. M. le docteur Launay, chargé au

Havre, de la reconnaissance médicale et praticien de
valeur, n'hésite pas, sur les renseignements recueillis, de
diagnostiquer la maladie à laquelle avaient succombé le
capitaine et le mousse de l'*Harriett*, et, persuadé qu'il y a
eu là deux cas mortels de fièvre jaune, il se met lui-même
en quarantaine sur le navire, fait procéder, sous sa direction, à une minutieuse désinfection générale et ordonne un
déchargement sanitaire avec toutes les précautions voulues
en pareil cas.

Il n'y a pas eu d'autres malades ni, par conséquent, d'autres malheurs à déplorer, ni à bord, ni ailleurs !

On dira peut-être qu'il y a doute sur la nature de la maladie du capitaine et du mousse de l'*Harriett,* ou que le
Havre n'offrait pas en ce moment-là un *terrain favorable* à
l'expansion des germes épidémiques ; mais pour nous
comme pour bien d'autres, je l'espère, la signification vraie
de ces deux faits est de prouver d'abord l'utilité de l'assainissement d'un navire, les dangers de s'y soustraire et surtout le défaut de garantie fondé sur la longueur de la
traversée ou sur celle de l'isolement si l'on néglige la plus
essentielle imposée aujourd'hui par les progrès de l'hygiène.

Du reste, une dernière démonstration des plus concluantes
de l'influence décisive des anti-septiques pour arrêter dans
leur marche envahissante et détruire même sur place les
germes des maladies exotiques pestilentielles, nous est
actuellement fournie par le récit plein d'intérêt que nous
donne le *Progrès médical* (¹), relatif à la série des précau-

(1) N° 35. — Paris, 28 août. — Page 726.

tions prises pour s'opposer à l'envahissement du choléra
par les frontières d'Italie :

« Le Gouvernement français, est-il dit, a cru devoir
« prendre des précautions contre la possibilité de l'impor-
« tation du choléra qui règne en Italie, et outre les quaran-
« taines maritimes, le Comité de direction des services
« d'hygiène a fait installer sur les routes nationales et sur
« les voies ferrées de la frontière des Alpes, des postes de
« surveillance médicale.

« Tout individu venant d'Italie en France est soumis à
« une visite sanitaire. S'il est reconnu en parfaite santé, il
« peut poursuivre sa route ; s'il est, au contraire, malade, il
« est retenu au poste, où se trouvent des lits, des médica-
« ments d'urgence, des antiseptiques prescrits par les ins-
« tructions du Comité consultatif d'hygiène publique de
« France. Lorsque le voyageur est ensuite autorisé à pour-
« suivre sa route, le poste signale son passage et son
« arrivée aux autorités des villes ou villages dans lesquels
« il se rend. Le voyageur lui-même doit prévenir les auto-
« rités, qui sont chargées de le faire examiner à nouveau.

« Ces mesures soumettent donc les personnes venant des
« pays contaminés à une observation dont on peut faire
« varier la durée et la rigueur selon les circonstances.

« La surveillance des postes médicaux s'étend aux *baga-*
« *ges* et aux *marchandises.* Le linge sale, en particulier, est
« l'objet d'une attention spéciale. Aux différents postes est
« installé tout ce qui est nécessaire à une *désinfection*
« *rapide* par la chaleur, le chlorure de chaux et le sulfate
« de cuivre.

« La police des routes est assurée par la gendarmerie,
« la douane et les gardes-champêtres. Mais, LA DIRECTION
« DES POSTES EST CONFIÉE AU CORPS MÉDICAL.

« Les avantages de ce système de défense sanitaire,
« préconisé par la direction des services d'hygiène, sont
« faciles à saisir : les transactions ne sont pas incommodées,
« la visite ne dure que quelques minutes, les voyageurs ne
« perdent du temps que s'ils sont malades, et dans ce cas,
« ils sont bien heureux de trouver un abri et des soins. »

Ce système a, en réalité, tous les avantages des Lazarets
et quarantaines terrestres sans en avoir les inconvénients ;
disons même, les dangers déjà signalés. Il répond du reste
à la définition caractéristique de l'hygiène donnée par
M. Proust lui-même : *Science d'avant-garde*, *Science
d'avant-poste* (1).

Sans doute, il y a encore là quelques difficultés à résoudre
dont la principale est d'obtenir des voyageurs les décla-
rations franches et complètes qu'on leur demande ; et, en
vérité, les lois existantes, contre les délits de ce genre, sont
d'une rigueur telle qu'on hésitera toujours à les appliquer.
Mais la révision de ses lois ne saurait se faire attendre et
le travail déjà cité de M. Henri Meyer fournira aux légis-
lateurs une base sérieuse de discussion.

Quoiqu'il en soit et pour arriver à une conclusion finale,
il nous semble permis de demander s'il ne serait pas possible de faire bénéficier, dans des limites prudentes, les
arrivages maritimes d'un système qui, aussi prompt qu'ef-
ficace, a donné de si bons résultats sur nos frontières de
terre ?

(1) Première Leçon d'hygiène, *France Médicale*, n° du 30 Mars
1886.

Il apporte, en tout cas, un appoint notable à ceux qui pensent que, sans accorder trop d'importance et se faire illusion sur la longueur ou la brièveté de la traversée, on pourrait proportionner la *retenue* des navires soumis à l'isolement par suite de patente brute, au laps de temps nécessaire à la purification et désinfection du navire, du chargement et du personnel.

Quant aux navires qui arrivent avec patente nette, mais de pays suspects, sanitairement parlant, vingt-quatre heures en retenue d'observation semblent inutile, si la visite médicale officielle a pu s'assurer que pendant la traversée on a journellement appliqué les mesures prophylaxiques dont il a été suffisamment question, en les complétant au besoin par toutes les prescriptions indiquées dans le Rapport de M. Proust, et dont copie serait livrée à tous les médecins embarqués. Si l'on facilite les transactions internationales d'un côté, il faut ne pas trop les entraver de l'autre.

On objecte que les navires sont, en quelque sorte, une partie, toute une bourgade si l'on veut, du territoire infecté que l'on transporte dans une région encore indemne, et l'objection a sa valeur. Elle l'a eue surtout lorsque les chemins de fer n'étaient pas encore construits et avant le percement des hautes montagnes qui hâtent et sollicitent incessamment les relations commerciales et industrielles des nations limitrophes.

Ce qu'il y a d'incontestable, au point de vue de la protection sanitaire des pays encore indemnes, c'est que des germes morbigènes, si atténués qu'on les suppose par un traitement direct, dit de protection, pourront encore pro-

liférer et être suivis d'expansion, s'ils trouvent un terrain
propice à leur prolifération, et c'est là un fait malheureusement trop vrai et dont l'importance devrait être comprise
par toutes les administrations municipales et plus particulièrement par celle de Marseille.

La statistique générale qu'on vient de publier à Paris,
pour l'année 1885, conclut en effet, et sur chiffres, dit-elle,
que de toutes les grandes villes de France, la plus malsaine, c'est Marseille! Il y a peut-être là un peu d'exagéra-
tion, nous n'oserions dire de mauvais vouloir, envers la
capitale de la Provence.

Toutefois il serait grand temps de s'occuper plus sérieusement que par le passé, de l'assainissement de notre ville
dont l'hygiène est sans cesse et de plus en plus compro-
mise par la multiplication des établissements *peu salubres*,
— par les infectes émanations de la rue, entrepôt quotidien
et trop peu surveillé de toutes sortes d'immondices, — par
l'encombrement trop toléré dans des logements privés
d'air — et par l'usage trop répandu encore des eaux de
puits, qu'on néglige de faire analyser et qui sont pour la
plupart impropres à l'alimentation et à l'usage domes-
tique.

Il serait trop long vraiment d'énumérer tous les autres
desiderata à ce sujet ; mais si nous pouvions nous per-
mettre de donner un conseil à qui de droit, nous leur
dirions volontiers de prendre connaissance avant tout, du
travail considérable publié par M. Guérard, ingénieur en
chef des ponts et chaussées et des ports de Marseille, où
sont consignées de si intéressantes observations recueillies
pendant les deux dernières épidémies.

A l'aide de ce document, appuyé par des plans qui apportent, pour ainsi dire, une persuasion matérielle à l'argumentation, M. Guérard arrive à formuler, avec talent et logique, un programme sur l'assainissement du Port et de la ville qui offre assurément le meilleur guide qu'on puisse choisir pour les travaux à entreprendre.

Et comme encouragement à l'entreprise de cette œuvre si nécessaire à notre cité, il serait utile de consulter encore le mémoire de M. Henri Monod (1), préfet du Calvados, actuellement préfet du Finistère, publié au retour de l'exposition internationale d'hygiène à Londres. Dans ce livre, très riche de faits, on démontre par de nombreux exemples comment on s'y est pris pour changer du tout au tout les conditions sanitaires de plusieurs villes. Et puisque, comme le dit fort bien, M. H. Monod, il est difficile de trouver le moyen d'augmenter le nombre des naissances, que l'on s'attache au moins à diminuer le nombre des décès.

Ce sera venir ainsi grandement en aide à ceux qui ont pour mission de soustraire les populations aux tristes conséquences des importations épidémiques.

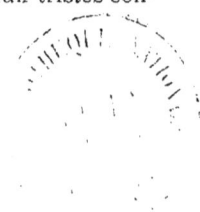

(1) *De l'Administration de l'hygiène publique à l'Étranger et en France*, par Henri-Charles Monod. — Caen 1884.

390

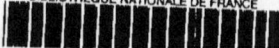

www.ingramcontent.com/pod-product-compliance
Lightning Source LLC
Chambersburg PA
CBHW071349200326
41520CB00013B/3170